PHYSIOLOGIE

DES

MUSCLES DE L'ŒIL

ET LEURS PARALYSIES

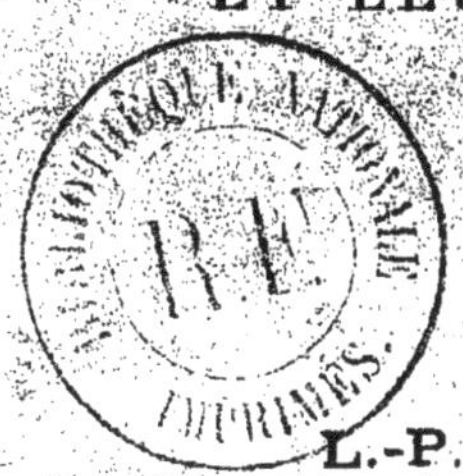

PAR

L.-P. PRENGRUEBER,

Docteur en médecine de la Faculté de Paris,
Ancien prosecteur à l'École de médecine d'Alger,
Ancien interne des hôpitaux de Paris.

PARIS

A. PARENT, IMPRIMEUR DE LA FACULTÉ DE MÉDECINE

RUE MONSIEUR-LE-PRINCE 29-31

1876

PHYSIOLOGIE

DES

MUSCLES DE L'ŒIL

ET LEURS PARALYSIES

PAR

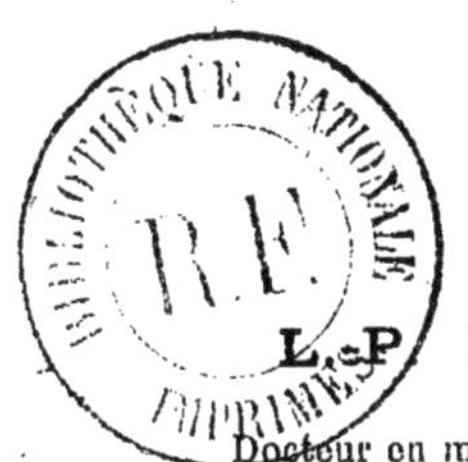

L.-P. PRENGRUEBER,

Docteur en médecine de la Faculté de Paris,
Ancien prosecteur à l'École de médecine d'Alger,
Ancien interne des hôpitaux de Paris.

PARIS

A. PARENT, IMPRIMEUR DE LA FACULTÉ DE MÉDECINE

RUE MONSIEUR-LE-PRINCE 29-31

1876

A LA MÉMOIRE

DE MON PÈRE

A MA MÈRE

PHYSIOLOGIE

DES

MUSCLES DE L'ŒIL

La physiologie des muscles de l'œil, c'est-à-dire le mécanisme des mouvements de l'œil, est une question qui est restée longtemps dans le vague et l'indétermination. Ce n'est que dans ces dernières années, grâce aux travaux de Stilling, de Donders, de Helmholz et de de Graefe, qu'elle paraît définitivement fixée.

Nous nous proposerons, dans cette étude assez complexe, de résumer les recherches de ces savants physiologistes, négligeant toutefois, autant que cela nous sera possible, les détails de science pure qui leur ont été nécessaires pour arriver aux conclusions auxquelles ils sont arrivés. Agir autrement, ce serait sortir complètement du cadre que nous nous sommes tracé; ce serait embrouiller la question pour le lecteur qui n'a d'autre but que d'arriver à bien comprendre les résultats pratiques que l'on a atteints et de se servir de ces résultats pour l'explication des symptômes observés dans les paralysies des muscles moteurs de l'œil.

Un premier point qu'il importe d'établir, c'est que l'œil ne peut être animé d'aucun mouvement de translation dans l'espace. La disposition anatomique des parties permet de se rendre compte facilement d'un pareil résultat.

On conçoit, en effet, que l'œil ne peut être rejeté en arrière, retenu qu'il est par la solide enveloppe fibreuse que lui fournit la capsule de Ténon, et par la présence du coussinet cellulo-adipeux sur lequel il repose : en avant, retenu qu'il est par le nerf optique d'abord et par les tutamina (paupières, conjonctive, etc.) qui se trouvent à sa partie antérieure.

Les déplacements latéraux, comme ceux suivant une direction verticale, sont encore moins faciles que ceux suivant le sens antéro-postérieur. L'œil, en effet, dans chacun de ces déplacements, rencontrerait une portion quelconque du rebord antérieur de l'orbite, dont il n'est séparé que par une mince couche de tissu cellulo-adipeux.

Mais, si les mouvements de totalité de l'œil sont impossibles, il n'en est plus de même des mouvements de chacun des points de sa surface, qui peuvent subir des déplacements considérables par suite d'un mouvement de rotation autour d'un ou de plusieurs axes que nous aurons à étudier tout à l'heure.

Ces mouvements de rotation s'expliquent aussi par la disposition anatomique des parties.

L'adhérence entre l'hémisphère postérieur de l'œil et la surface antérieure de la capsule de Ténon a lieu, en effet, au moyen d'un tissu cellulaire lâche, extensible, facile à détacher, et dont les mailles larges simulent assez exactement la disposition que l'on rencontre dans les séreuses ; de telle sorte qu'il y a là, comme on le voit, une grande analogie entre les mouvements exécutés par le globe de l'œil et ceux d'une tête articulaire sphérique, reçue dans une cavité cotyloïde.

Il convient, toutefois, de dire que l'étendue de la rotation est loin d'être très-considérable. On peut estimer avec Helmholz qu'elle permet à l'œil de décrire un angle de 100 degrés environ dans le sens horizontal, et de 90° dans le sens vertical. Ces mouvements, du reste, joints à ceux que la tête exécute, et si l'on se sert du champ visuel binoculaire, suffisent pour nous permettre de voir la totalité de l'espace qui nous environne, sans modifier la position de notre corps.

Il résulte donc de tout cela que les mouvements de rotation du globe se font autour d'un centre immobile de rotation. Ce centre de rotation a été déterminé par Donders, qui a constaté quil était variable suivant les individus et n'était pas à égale distance de la cornée et de la rétine. Placé à environ 12 millimètres du sommet de la cornée, il n'est qu'à 10 millimètres en moyenne de la rétine. Cette différence s'explique par le défaut de sphéricité parfaite du globe, et sera d'autant plus prononcée que l'œil sera plus long, ainsi que cela a lieu chez le myope.

Ceci posé, si nous considérons les trois paires musculaires qui entourent le globe, nous voyons que les deux muscles dont chacune d'elles est composée, vont se réunir dans un même point qui est : la partie postérieure de l'orbite pour les muscles droits, la partie supérieure et externe de l'hémisphère postérieur du globe pour les obliques.

Or, il est démontré en géométrie que deux lignes qui se coupent déterminent un plan, et ce théorème est par trop élémentaire pour que nous y insistions. Par suite, *chaque paire musculaire est contenue dans un même plan* (que nous désignerons sous le nom de plan de traction), *et possède un axe de rotation commun* autour duquel l'un des muscles détermine un mouvement dans un sens, l'autre un mouvement dans une direction complètement opposée.

On donne le nom de rotation positive à celle qui a pour effet de rapprocher la cornée vers le nez, et le nom de rotation négative à celle qui porte la cornée vers la tempe.

Il convient de faire remarquer que, dans ce que nous venons de dire, les muscles, bandelettes aplaties d'une certaine longueur, sont considérés comme des lignes géométriques. Une pareille manière de voir est très-admissible dans le cas où, le muscle se contractant en totalité, on peut le considérer comme représenté par la force qui est due à la résultante de l'action isolée de chacun de ses faisceaux, mais elle ne saurait être vraie dans les cas encore peu étudiés, mais possibles, où une portion des faisceaux se contracterait isolément. Cependant il faut dire que les modifications dans la direction du plan de traction, résultant de ces actions isolées, sont tellement peu sensibles qu'elles sont négligeables dans la théorie des mouvements du globe, et que nous pouvons n'en tenir aucun compte dans la pratique.

Examinons maintenant ce que présentent de particulier chacun de ces plans et de ces axes de traction, et voyons quel sera l'effet produit par chaque paire, en supposant qu'elle agisse isolément.

Nous commencerons par les droits interne et externe, dont l'étude est de beaucoup la plus simple.

On sait, en effet, que ces deux muscles viennent s'insérer sur le trajet du méridien horizontal du globe dont ils suivent la direction. Leur plan de traction sera donc ce méridien lui-même, et leur axe de rotation sera l'axe vertical de l'œil. Il est facile de conclure de là quels seront les mouvements exécutés par ces muscles: l'un, le droit externe, dirigera la pupille directement en dehors, en suivant une direction horizontale; l'autre dirigera la pupille en dedans dans les mêmes conditions.

La paire des droits supérieur et inférieur n'offre pas une action aussi simple.

Ces muscles sont situés en dedans du méridien vertical, avec lequel ils forment un angle de 20° à sommet antérieur, de telle sorte que le plan qu'ils déterminent et dans lequel ils se meuvent, forme un angle de même valeur avec le plan du méridien vertical, et que leur axe de rotation, oblique d'arrière en avant et de dehors en dedans, et situé dans le plan horizontal, fait un angle de 90°-20° soit 70° avec l'axe optique.

Il résulte de cette disposition que la contraction de ces muscles ne portera pas la cornée directement en haut ou en bas, mais que le droit supérieur la portera en haut et en dedans, tandis que le droit inférieur la portera en bas et en dedans.

Mais en outre, et ce fait est très-important, ainsi que nous le verrons tout à l'heure, *chacun de ces muscles déviera le méridien vertical* et lui fera prendre une direction oblique, positive (c'est-à-dire que l'extrémité supérieure du plan se rapprochera du nez), lorsque le droit supérieur se contractera, et négative lorsque ce sera le droit inférieur.

Cette déviation du méridien vertical a reçu le nom de mouvement de torsion du globe, parce que, lorsqu'il se produit, l'iris semble décrire un cercle à la manière d'une roue de voiture.

Quelque impropre que soit ce mot, puisque, pris à la lettre, il signifierait que la partie antérieure du globe, décrivant une rotation quelconque, la partie postérieure décrirait une rotation inverse, nous continuerons à l'employer pour nous conformer à l'usage établi.

Les muscles obliques, situés à la partie externe du méridien vertical, ont une direction telle, que le plan qui les contient forme un angle dièdre de 55° avec le plan vertical. Quant à leur axe de rotation, situé comme celui des droits supérieur et inférieur, dans le plan horizontal, il présente une direction inverse, c'est-à-dire oblique d'avant en arrière et de dehors en dedans, formant, avec l'axe optique un angle de 90°-55° soit 35° environ.

Si l'un des muscles se contracte, l'oblique inférieur, par exemple, il résultera de la rotation du globe autour de cet axe que la cornée sera portée en haut et en dehors ; de même, lorsque ce sera l'oblique supérieur qui se contractera, la cornée sera portée en bas et en dehors.

Mais dans ce cas, comme dans le précédent, *le plan de traction ne coïncidant pas avec le plan vertical, ce dernier éprouvera un mouvement de torsion* qui sera négatif (c'est-à-dire semblable à celui résultant de la contraction du droit inférieur), lorsque ce sera le petit oblique qui agira, positif (c'est-à-dire semblable à celui de la contraction du droit supérieur), lorsque ce sera le grand qolique qui agira.

Telle est l'action isolée des muscles de l'œil, action qu'il est indispensable de bien connaître pour comprendre le mécanisme des mouvements du globe qu'il nous reste à étudier.

Quelque compliquée que paraisse l'étude que nous venons de faire lorsque l'on se bornera à lire ce qui précède, nous ne craignons pas de dire qu'elle est très-simple et n'exige aucune connaissance spéciale, si l'on a soin de suivre notre description sur un œil artificiel de Liebreicht ou même sur un œil artificiel que l'on construira soi-même de la manière suivante : On prendra une sphère du volume d'un gros œuf de dinde environ, une tête de pavot est excellente pour cet usage. Après avoir dessiné en un point quelconque de sa surface un ou deux cercles concentriques, représentant la pupille et l'iris, on coupera ces deux cercles par deux lignes perpendiculaires entre elles, que l'on prolongera sur le reste de la sphère, de manière à obtenir deux grands cercles perpendiculaires. Sur l'un de ces grands cercles, qui représentera le diamètre horizontal du globe, on fera, à une petite distance de l'iris, deux traits assez larges pour simuler les muscles droits interne et externe. Les droits supérieur et inférieur s'obtiendront en construisant sur le diamètre vertical deux traits semblables à ceux qui représentent les droits interne et externe, mais qui, dirigés en arrière et en dedans, feront, avec ce diamètre, un angle d'environ 20°.

Quant aux obliques, on les obtiendra en construisant à la partie postérieure du plan supérieur et externe de la sphère, deux lignes dans le prolongement l'une de l'autre, et faisant un angle de 55° avec le méridien vertical.

Les axes de rotation de ces muscles pourront être obtenus à l'aide de six pointes, que l'on enfoncera dans la sphère, de façon à ce qu'elles soient opposées deux à deux. Par exemple, l'un de ces couples passera par le centre de la sphère perpendiculaire au méridien horizontal : ce sera l'axe de rotation des droits interne et externe. Les deux autres couples situés dans ce méridien horizontal feront, avec le méridien vertical, des angles variables. L'un de ces angles aura 70°, sera à sinus antérieur, en dedans du méridien vertical, lorsque l'on regardera l'œil par sa partie antérieure. Ce sera l'axe des droits supérieur et inférieur. L'autre fera un angle de 55° dans les mêmes conditions, sauf qu'il sera externe; ce sera l'axe des obliques.

Les détails que nous venons d'indiquer étant bien présents à l'esprit, il va nous être facile de faire comprendre le mécanisme des mouvements physiologiques de l'œil.

Bien que l'œil exécute des mouvements dans tous les sens, nous n'étudierons que les plus importants, c'est-dire les mouvements en dedans, en dehors, en haut, en bas, en haut et en dehors, en bas et en dedans, en haut et en dedans, en bas et en dehors. Les autres mouvements ne sont qu'une légère modification des quatre derniers.

Les mouvements en dedans et en dehors sont de beaucoup les plus simples de ceux que l'œil exécute. Nous les connaissons déjà, puisque chacun d'eux résulte de la contraction d'un seul muscle ; le droit interne pour les mouvements en dedans, et le droit externe pour les mouvements en dehors.

Les mouvements en haut et en bas ne sont pas aussi simples à expliquer.

En effet, contrairement à ce que l'on pourrait croire

à priori, et ainsi qu'il ressort de ce que nous avons dit plus haut des droits supérieur et inférieur, *aucun muscle n'est capable de produire ce mouvement.*

Mais il est démontré en mécanique que deux forces, appliquées en un même point, et faisant entre elles un certain angle, sont remplacées par une force unique à laquelle on a donné le nom de résultante, et qui est représentée pour sa direction, par la diagonale d'un parallélogramme dont les deux côtés sont constitués par les lignes qui indiquent la direction des forces primitives.

Or, ces deux forces, dont la résultante sera représentée par la direction du méridien vertical, existe aussi bien à la partie supérieure de l'œil qu'à sa partie inférieure. A la partie supérieure, en effet, elles sont représentées par la direction du muscle droit supérieur, qui attire l'œil en haut et en dedans ; et par la direction du petit oblique qui l'attire en haut et en dehors.

A la partie inférieure, elles sont représentées par la direction du droit inférieur qui porte l'œil en bas et en dedans ; et par le grand oblique, qui porte l'œil en bas et en dehors.

Ce seront donc : les muscles petit oblique et droit supérieur qui produiront le mouvement directement en haut ; les muscles grand oblique et droit inférieur qui produiront sa progression directement en bas.

Il convient, toutefois, de remarquer que l'angle formé avec le méridien vertical par les obliques et par les droits, n'étant pas le même, l'énergie de la contraction du muscle droit n'aura pas besoin d'être aussi forte que celle du muscle oblique. Cela résulte de ce que la direction de l'insertion du premier se rapproche davantage de la direction suivant laquelle se produit le mouvement.

Quant aux mouvements de torsion produits sur le globe par les muscles dont il s'agit, nous pouvons les négliger complètement dans le cas particulier, car ils s'annulent l'un l'autre.

On sait, en effet, que ce mouvement, positif pour le muscle droit supérieur, est négatif pour le petit oblique, qui agit simultanément lors de l'élévation pure et simple de la cornée. De même le mouvement de torsion, négatif pour le droit inférieur, est positif pour le grand oblique, qui agit simultanément lors de l'abaissement pur et simple de la cornée.

Nous arrivons aux mouvements dans un sens intermédiaire aux précédents ; nous commencerons par les mouvements en haut et en dedans que nous allons étudier avec quelques détails, parce qu'ils nous serviront de type pour expliquer les mouvements dans les trois directions qu'il nous reste à examiner.

Si l'on se rappelle l'action du muscle droit supérieur en haut et en dedans, on serait tenté d'admettre que ce mouvement est aussi simple que celui qui se passe directement en dedans ou directement en dehors. Mais la question est loin d'être aussi facile à résoudre, et cela résulte du mouvement de torsion consécutif à l'action de ce muscle droit, qu'il importe de neutraliser sous peine de faire naître la diplopie.

Ceci demande une explication (nous la donnerons aussi courte que possible), nous proposant de revenir sur cette question à propos de la symptomatologie des paralysies.

Pour que la vision binoculaire détermine la formation d'une image simple, il faut que les objets qui viennent se peindre sur chacune des deux rétines le fassent dans des conditions telles, que chacun de leurs points viennent concentrer les rayons qu'ils émettent dans des points homonymes. C'est-à-dire que, si l'on suppose le champ rétinien divisé en quatre quadrans par les deux méridiens du globe, ainsi que cela est représenté en A et en B (fig. 1).

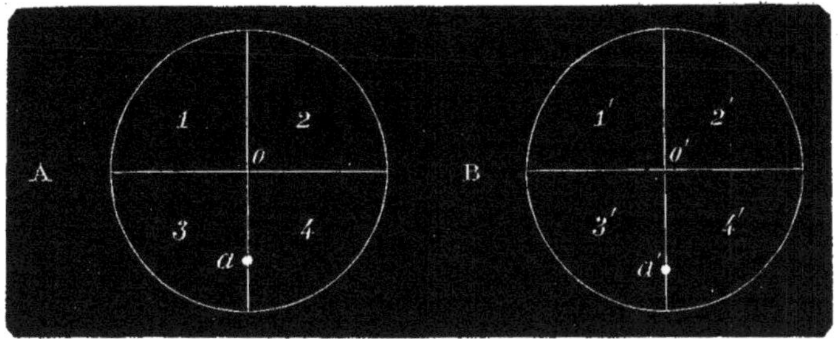

Pour que le point qui vient se peindre en *a* sur la partie inférieure du méridien vertical de A soit vu simple, il faudra qu'il vienne se peindre dans B en un point *a'*, situé aussi à la partie inférieure du méridien vertical, et à une distance de *o'* égale à *oa*. Dans le cas où cette condition ne serait pas remplie, dans le cas, par exemple, ou *a'* se trouvera dans le quadran 4, ainsi que cela aurait lieu si A et B se trouvaient dans la position représentée ci-dessous (fig. 2), l'on verrait deux points.

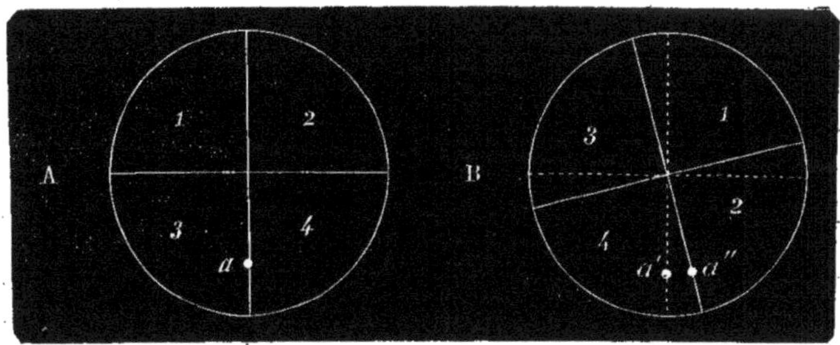

C'est là la théorie de la vision binoculaire simple, au moyen des points identiques; nous n'ignorons pas qu'elle est fort controversée, mais comme c'est elle qui nous rend plus facile notre démonstration actuelle, nous ne voyons aucun inconvénient à l'adopter sous toute réserve.

Si l'on se rappelle ce que nous avons dit au sujet de la torsion du globe, sous l'influence de quatre de ses muscles, agissant, non simultanément, mais isolément, il est évident que cette torsion amènerait le plan rétinien à avoir la position représentée en B (fig. 2) ou une autre analogue. *Mais ce qu'un muscle seul ne peut faire, peut être produit par la réunion de plusieurs d'entre eux.* C'est ainsi que, dans le cas qui nous occupe, la cornée peut être portée en haut et en dedans (ses méridiens, vertical et horizontal restant les mêmes) par l'action simultanée du droit supérieur, du petit oblique et du droit interne.

Les deux premiers, en effet, la portent en haut sans torsion aucune, ainsi que nous venons de le démontrer en dernier lieu : le dernier la ramène en dedans, ainsi qu'il a été dit lorsque nous avons examiné l'action de la paire, résultant de l'association des droits interne et externe, et ainsi sera tourné, par la nature, l'inconvénient qui serait la conséquence de l'action isolée, du droit supérieur.

De même, la cornée sera portée en dehors et en haut par l'action des mêmes muscles élévateurs, combinée à celle du droit externe.

Quant à la direction de la cornée en bas et en dedans, elle résulte de l'action du droit inférieur, du grand oblique et du droit interne.

Les deux premiers la portent directement en bas sans torsion aucune ; le dernier la porte en dedans.

Enfin la pupille se dirigera en bas et en dehors sous l'influence des mêmes muscles abaisseurs de la pupille, combinée à celle du droit interne.

PARALYSIES MUSCULAIRES.

GÉNÉRALITÉS.

Les paralysies musculaires présentent des symptômes communs et des symptômes spéciaux.

Afin d'éviter les redites, nous étudierons d'abord les premiers, sans entrer dans le détail des diverses modifications qu'ils peuvent présenter suivant chaque cas particulier, ces détails devant trouver plus naturellement leur place à propos de chacune des paralysies.

Un premier symptôme, qui est le propre de toutes les paralysies musculaires, c'est la *diminution de la mobilité absolue du globe* autour de son axe.

On arrive à s'en rendre compte en obturant l'œil qu'on ne veut pas examiner à l'aide de la main ou d'un verre dépoli, et en faisant fixer par le malade, à l'aide de son œil resté à découvert, un doigt que l'on promène dans les diverses directions du champ visuel.

Lorsque la mobilité est normale, on doit constater que, dans la plus grande abduction du globe, le bord externe de la cornée doit atteindre la commissure externe des paupières, tandis que, dans l'adduction, le bord interne de la cornée se cache plus ou moins sous la caroncule lacrymale ; lorsque l'œil est porté directement en haut, la paupière supérieure recouvre la moitié de la cornée, et enfin, si l'on regarde directement en bas, la paupière inférieure recouvre la moitié inférieure de la cornée.

Il convient, toutefois, de remarquer que ces mensurations ne peuvent avoir de valeur absolue, en raison des nombreuses variétés individuelles que l'on rencontre, soit à cause de l'étendue variable de la fente palpébrale, soit en raison des anomalies de la réfraction, ainsi que Donders l'a démontré.

Néanmoins, ce premier symptôme sera presque toujours facile à connaître, lorsqu'il sera assez prononcé, surtout si l'on a soin de faire la comparaison entre l'amplitude des mouvements des deux yeux ; mais il n'en est pas de même lorsque la paralysie, étant peu accentuée, le défaut de mobilité est très-léger. Dans ce cas, en effet, si l'on s'en tenait à ce premier symptôme, la plupart des paralysies des muscles de l'œil, au début, échapperaient à l'observation.

Un autre résultat du défaut de mobilité d'un muscle oculaire est celui que l'on obtient en plaçant devant l'œil malade un verre faiblement dépoli, et en faisant regarder par l'autre œil, pendant un certain temps, un objet placé dans les différentes limites du champ visuel.

En vertu du mouvement associé des deux yeux, l'œil, soustrait à la fixation par la présence de la plaque de verre dépoli, soit les mouvements du premier, mais avec une énergie qui sera beaucoup moindre pour la direction que devrait lui faire prendre le muscle paralysé, surtout lorsque ce dernier a été fatigué en exigeant du malade un effort longtemps soutenu. Il en résultera que, si l'on enlève brusquement le verre dépoli après avoir découvert cette direction à l'aide de quelques tâtonnements, l'on constatera que les deux axes visuels ne seront plus en concordance, et que l'œil malade, entraîné par le muscle antagoniste de celui qui est paralysé, présente un strabisme plus ou moins prononcé que l'on a désigné sous le nom de strabisme paralytique, pour le distinguer du strabisme concomitant dû à une anomalie musculaire.

Nous avons même là un moyen qui nous permet déjà de distinguer avec assez d'exactitude ces deux variétés de strabisme; l'angle que forment les deux axes optiques étant invariable, lorsque l'on fait l'expérience sur un strabique concomitant, tandis qu'il augmente dans une notable proportion du côté de l'œil sain dans le strabisme paralytique.

Le phénomène que nous venons de décrire est désigné sous le nom de *déviation primitive* du globe.

Si, au lieu de supprimer momentanément l'œil malade, on supprime l'œil sain, et que l'on fasse fixer au malade un objet quelconque, situé sur la ligne médiane, i en résulte une *déviation secondaire* de l'œil sain, qui produit d'une façon inconsciente un mouvement plus étendu que celui nécessaire pour être amené à fixer l'objet.

Il est facile de se rendre compte du phénomène : le malade, pour arriver à la fixation de l'objet, est obligé de faire un effort beaucoup plus considérable qu'à l'état normal, et qui lui permette d'obtenir, avec son muscle plus faible, un mouvement égal à celui qu'il obtiendrait dans le cas où son muscle aurait été sain. Or, cet effort en vertu de l'association musculaire, ne peut être localisé exclusivement sur le muscle en action ; il s'exerce aussi, avec une même intensité, sur le muscle associé qui est sain, sur lequel il produit, par conséquent, un résultat qui est l'exagération du mouvement normal.

Cette *déviation secondaire*, qui sera rendue plus manifeste lorsque l'on portera l'objet du côté du muscle paralysé, variera suivant chaque cas particulier. C'est ainsi que dans la paralysie du droit interne du côté gauche, lorsque l'on fera regarder avec l'œil ma-lade un objet placé à droite, le droit externe du côté sain produira un strabisme externe. C'est l'inverse qui aura lieu lors de la paralysie du droit externe.

Dans les mouvements en haut et en bas, les muscles associés étant les mêmes, la paralysie des muscles éleveurs du côté gauche produira, lorsque l'on fera l'expérience, une élévation exagérée de l'œil droit ; la paralysie des abaisseurs, un abaissement du même œil.

La déviation secondaire, dans le strabisme concomitant, est exactement égale à la déviation première.

Cette déviation secondaire, qui est toujours beaucoup plus considérable que celle que l'on peut observer du côté de l'œil malade, ne permet pas seulement de poser avec plus de facilité le diagnostic de la maladie, il nous donne encore une idée exacte du degré de trouble de l'innervation. Nous avons là, en effet, ainsi que le dit de Graefe, la mesure de travail que le muscle affecté doit faire pour se mettre en position.

Le défaut d'énergie dans un muscle paralysé a pour effet de rendre *sa contraction saccadée*, intermittente, mais ce symptôme n'étant qu'une exagération de ce qui se passe à l'état normal, lorsqu'un muscle est fatigué par une action trop longtemps soutenue, on comprend qu'il n'aura de valeur que dans le cas où il sera très-prononcé, et où il se manifestera aussitôt qu'on cherchera à le constater.

Pour en terminer avec les phénomènes résultant des troubles de mobilité dus aux paralysies, nous noterons un symptôme fonctionnel important et souvent très-gênant pour le malade, *le vertige*, qui diffère du vertige diplopique par ce fait que, loin de disparaître lorsque l'on ferme l'œil sain, il ne se manifeste, au contraire, que dans ces circonstances; il peut même servir à faire reconnaître quel est le muscle paralysé.

Ce vertige a lieu pendant la marche, surtout lorsque plusieurs des muscles de l'œil sont paralysés. Dans ces circonstances, le champ visuel ne peut rester stationnaire dans une position au-devant du sujet, en raison des contractions saccadées qui résulteront des efforts effectués par celui-ci pour amener l'œil dans la position nécessaire pour atteindre ce but.

Ce phénomène a donné souvent lieu à des erreurs de diagnostic, parce que on a rapporté, par exemple, la cause du mal, à une altération cérébrale, tandis qu'il est sous la dépendance exclusive de la paralysie elle-même.

Un symptôme bien plus important que ceux que nous venons de signaler parce qu'il les précède souvent et parce qu'il est le plus frappant pour le malade, c'est la *diplopie*, dont nous allons parler maintenant.

On donne le nom de diplopie à un état particulier de l'œil ou des deux yeux, en vertu duquel un objet unique est vu double. La diplopie peut être monoculaire ou binoculaire. C'est de la seconde seule que nous nous occuperons actuellement.

Avant d'étudier un symptôme de cette nature, il est important d'examiner en détail quelles sont les conditions auxquelles est subordonnée la vision simple.

Parmi les nombreuses théories qui ont été données pour expliquer ce phénomène, nous citerons, en premier lieu, celle des points identiques, due à Jean Muller, soutenue par de Graefe dans sa monographie sur les paralysies des muscles de l'œil, traduite par A. Sichel. Cette théorie, très-ingénieuse sans doute, suffisante pour expliquer un certain nombre de phénomènes de la vision, et qui nous a servi pour l'étude de la physiologie est aujourd'hui à peu près universellement rejetée en raison de son insuffisance dans certains cas, en particulier lorsqu'il s'agit d'expliquer la possibilité de la vision simple dans des cas de strabisme très-prononcés et la diplopie, au contraire, lorsque l'on est parvenu à corriger le strabisme par une opération chirurgicale.

Nous allons essayer de donner une explication plus juste et qui est généralement admise aujourd'hui. Nous commencerons par étudier ce qui se passe pour un seul œil, pendant la fixation des objets.

Il est inexact de croire que la perception visuelle n'est autre chose que la représentation de l'objet qui est venu se peindre sur la rétine; on doit bien plutôt admettre les faits suivants:

Chaque élément rétinien n'a par lui-même d'autre propriété que de nous donner la notion de la lumière émanée d'un point de l'espace et la rétine elle-même ne peut nous servir qu'à nous indiquer grossièrement le volume des objets par le nombre de ses éléments excités. Nos yeux, sous ce rapport, sont analogues au globule oculaire des animaux tout à fait inférieurs, comme les annelés, par exemple.

Quant à la direction dans laquelle se trouve l'objet, la position relative de ses diverses parties, sa distance de l'œil, la notion nous en est fournie par une sorte d'éducation, d'habitude acquise à l'aide du contrôle des autres sens.

Ainsi, nous savons qu'un point est à la partie externe du globe, lorsqu'il vient à éclairer un point situé en dedans de la rétine, parce que, depuis notre enfance, le toucher, l'ouïe nous ont appris que l'excitation de cet élément ne pouvait provenir que de rayons lumineux partant de la partie externe du champ visuel. Nous savons qu'un point est placé à la partie supérieure de notre tête, lorsqu'il vient exciter un élément situé à la partie inférieure de la rétine, parce que nous avons appris, dès la plus tendre enfance, que l'excitation de cet élément ne pouvait provenir que de rayons lumineux partant de la partie supérieure du champ visuel. Ainsi, de tous les autres points de l'espace.

Cette explication est si vraie que l'excitation d'un point rétinien par une cause quelconque, donnera une sensation qui sera toujours rapportée au point de l'espace opposé à celui où elle a lieu, même lorsque cela sera inexact. C'est ainsi qu'en cherchant les phosphènes du champ visuel, on obtient un phosphène interne en pressant à la partie externe du globe et réciproquement.

Ajoutons que cette éducation de la rétine qui serait suffisante dans le cas où le globe de l'œil serait immobile dans l'espace, est tout à fait insuffisante pour l'œi effectuant des mouvements variés qui font changer la position de son champ visuel. Dans ce cas, il vient s'ajouter la notion de l'effort musculaire nécessaire pour que le globe de l'œil ait telle ou telle position.

Ces quelques considérations nous donnent la raison pour laquelle la rétine nous permet d'apprécier, avec l'idée de lumière, l'idée de la direction suivant laquelle cette lumière nous arrive, et par suite, la position relative des différents points de l'espace, situés dans un même plan.

Quant à l'idée de distance, elle résulte aussi de l'éducation de notre œil avec le secours de nos autres sens, seulement ce n'est plus l'éducation de la rétine qui est ici en jeu, mais la conscience de l'effort d'accommodation qui nous est nécessaire pour arriver à placer l'image d'un objet exactement sur la rétine.

Comme pour la direction d'où est partie la lumière, nous savons qu'un point est plus éloigné qu'un autre, parce que d'autres sens nous ont enseigné que pour voir ce point dans de semblables conditions, il faut relâcher plus ou moins notre accommodation.

Ces principes posés, la vision binoculaire simple s'explique avec la plus grande facilité pour un individu chez lequel les deux yeux se trouvent depuis son enfance dans des conditions qui ont toujours été les mêmes. Chacun d'eux, en effet, pris isolément, lui donne une idée exacte du volume, de la forme d'un objet en même temps que de la direction dans laquelle il est vu et de la distance à laquelle il se trouve. Ces deux impressions sont donc identiquement les mêmes et la perception sera unique. La vision binoculaire aura l'avantage non-seulement de doubler l'intensité de l'impression, mais encore de permettre de mieux apprécier la distance à laquelle se trouvent les différents points de l'objet, parce que, à la conscience que nous avons de l'effort d'acommodation qui devra être fait, viendra se joindre la conscience de l'effort de convergence nécessaire pour que les deux lignes de visée aillent se rencontrer sur l'objet fixé.

Mais que cette disposition acquise vienne à être troublée d'une façon quelconque, qu'une opération de strabisme ou une paralysie musculaire, par exemple, vienne produire l'adduction des deux yeux, il est clair qu'un rayon lumineux, émané d'un point quelconque de l'espace, viendra se peindre un peu plus en dehors qu'il ne l'aurait fait en temps normal : il sera donc vu plus en dedans qu'il n'est réellement. D'autre part, l'œil sain, appréciant la position exacte, les notions fournies par les deux yeux ne sont plus identiques et elles donnent lieu à deux sensations différentes, au lieu d'une sensation unique d'une intensité double.

Telle est la pathogénie de la diplopie. Nous allons maintenant examiner ce symptôme en lui-même dans les paralysies des muscles de l'œil.

Un premier point à établir, c'est que la paralysie n'entraîne pas forcément la diploplie, et cela pour deux raisons différentes.

Lorsque la paralysie est peu intense, quand il s'agit d'une simple parésie, on arrive instinctivement, par des efforts exagérés du muscle malade, à confondre plus ou moins les images : dans ce cas, la diplopie n'existe pas ; mais, comme la superposition des images n'est pas complète, la double image n'occasionne qu'une certaine gêne de la vision qui devient moins nette.

Lorsque la paralysie est plus complète, le malade, gêné par la diplopie, exclut d'une façon inconsciente l'un de ses yeux de la vision binoculaire, afin de voir simple avec l'autre œil.

Cette neutralisation inconsciente qu'il ne faut pas confondre avec une véritable amblyopie, puisque le malade peut parfaitement voir avec son œil atteint, lorsqu'on a soin de fermer son œil sain, ne saurait être expliquée d'une façon bien nette. Aussi, ne croyons-nous mieux faire, pour qu'elle soit bien comprise, que d'imiter la comparaison, faite par Javal avec ce qui se passe lorsque nous sommes en présence de deux sons, de deux conversations qui se produisent simultanément.

Dans ce cas, en effet, bien que nous ayons la sensation des deux bruits qui se passent autour de nous, nous pouvons à volonté, et par suite d'un effort psychique dont la nature nous échappe, négliger l'une des conversations au profit de l'autre, surtout si cette dernière nous intéresse davantage. et est dite avec une plus grande intensité que la première; de même, lorsque, par suite de la vision binoculaire, nous percevons deux sensations différentes dont la seconde est fausse et a une intensité moindre que la première, cette dernière est la seule qui nous frappe.

Mais cette absence de diplopie n'est qu'apparente, et il est très-facile de la faire revenir. Pour cela, on se sert d'un verre coloré en rouge ou mieux en violet, couleurs qui sont les plus propres à cet usage (Graefe). On place le verre devant l'un des deux yeux, et on fait regarder au malade une bougie placée devant lui. On peut placer le verre indistinctement devant l'œil sain ou devant l'œil qui a paru malade, mais il est préférable de le placer devant l'œil sain. L'action de ce verre est de diminuer l'intensité de la lumière provenant des objets, éclairés en même temps qu'elle leur donne une coloration particulière. Si l'on se rappelle ce que nous avons dit tout à l'heure de la comparaison faite par Javal, il est évident que l'impression produite par chaque image deviendra à peu près la même pour les deux yeux, et que, dès lors, chacune d'elles pourra être perçue par le malade.

Ce moyen permet, en outre, de fixer la position respective des deux images, point important pour le diagnostic de la nature et du siége de la paralysie, et sur lequel nous reviendrons en traitant des paralysies de chaque muscle en particulier.

Mais l'usage des verres colorés, tout en tournant la difficulté qui résulte de l'exclusion de l'un des deux yeux de la vision binoculaire, n'est pas encore suffisant pour permettre de reconnaitre une diplopie qui résulte d'une simple parésie musculaire. Cette dernière se reconnaît à l'aide d'un petit subterfuge.

Lorsque, sur un individu sain, on place au-devant de l'un des deux yeux un prisme à sommet supérieur ou inférieur, et que l'on fait regarder une ligne parfaitement verticale sur l'une des parties de laquelle se trouve un point noir, ce point, dévié en bas ou en haut par le prisme, est vu double dans la vision binoculaire, mais toujours sur la même ligne verticale, nos muscles éleveurs ou abaisseurs n'ayant pas, à beaucoup près, le même pouvoir que les muscles droits interne et externe pour corriger la diplopie.

Si l'on fait cette même expérience sur un sujet atteint de diplopie, il en résultera que, la diplopie accidentelle empêchant les efforts musculaires qui corrigeaient la diplopie pathologique, celle-ci cessera d'être latente, et l'objet regardé ne sera pas seulement dévié suivant la direction de la ligne verticale, mais sera rejeté encore en dedans ou en dehors, suivant le muscle paralysé.

Et ce n'est pas tout. Ce moyen nous permettra encore de reconnaître le point du champ visuel où l'écartement des images est maximum, détail des plus intéressants à connaître au point de vue du diagnostic avec la diplopie due à un strabisme d'origine musculaire.

Dans la diplopie paralytique, en effet, les déviations des axes optiques et, par conséquent, l'écartement des images doubles augmente progressivement dans la direction du champ d'action du muscle paralysé. Ceci s'explique par ce fait que, plus le muscle paralysé devient nécessaire, moins il peut agir.

Cette considération, on le conçoit, n'est pas applicable au strabisme concomitant dans lequel la déviation n'implique plus une faiblesse de l'un des muscles, mais bien un raccourcissement de l'un de ces muscles sans diminution de sa force motrice.

Comme conséquence de cette dernière propriété, on voit les malades donner à leur tête une *position telle que la portion du champ visuel dont ils se serviront, sera celle pour laquelle les images seront le plus rapprochées*, et dans laquelle la vision binoculaire simple est conservée de la façon la plus parfaite pour les occupations ordinaires, et surtout pour la marche.

La position acquise de la sorte est variable, suivant

chaque cas particulier, mais, d'une façon générale, on peut dire que le malade tournera la tête du côté du muscle paralysé.

On conçoit, en effet, que dans une paralysie du droit externe du côté gauche, par exemple, le malade tourne sa tête à gauche parce que la partie droite de son champ visuel dans laquelle la vision binoculaire est conservée, se trouve placée en face de lui.

Ces positions qui, lorsqu'elles durent un certain temps, peuvent amener la contracture des muscles du cou, sont quelquefois tellement caractéristiques, qu'à leur simple inspection, on peut reconnaître l'affection dont est atteint le malade.

La théorie que nous avons donnée de la vision binoculaire nous permettra encore d'expliquer le phénomène de *la fausse projection.*

Ce phénomène consiste dans ce fait que si l'on engage le malade à atteindre par un mouvement rapide et, par conséquent, impossible à corriger immédiatement, un objet qu'on lui présente dans le sens vers lequel agit le muscle paralysé, il portera sa main vers un point de l'espace qui sera plus ou moins écarté de cet objet, et cela, dans une direction variant avec le muscle paralysé.

Cette maladresse est facile à expliquer : nous avons vu que le sentiment de la position d'un objet dans l'espace dépend des points rétiniens sur lesquels il vient se peindre et de la position acquise par le globe oculaire sous l'influence de ces muscles. Si un muscle est en partie paralysé, les efforts que nous ferons pour mouvoir l'œil devant être plus énergiques, le déplacement produit nous paraîtra plus considérable qu'il n'est réellement ; nous reporterons, dès lors, la position de l'objet à un point qui sera celui qu'il occuperait en temps normal, si un pareil effort musculaire était nécessaire.

Notons enfin, pour terminer, une certaine *douleur* d'intensité variable, mais qui est rarement très-pénible et qui est due à ce que le malade doit produire des efforts considérables pour faire exécuter à son muscle paralysé les mouvements nécessaires.

Ce sentiment de gêne est analogue à celui que l'on éprouve lorsqu'on essaie de corriger la déviation due à la présence d'un prisme placé au-devant de l'un des deux yeux.

Paralysies en particulier.

Paralysie de la sixième paire.

Étiologie. — Les causes de la paralysie de la sixième paire peuvent être centrales ou périphériques, ainsi que cela a lieu, du reste, pour tous les autres nerfs moteurs.

Les causes centrales peuvent être diverses et leur action est rarement bornée à un seul nerf. Le plus souvent, ce sera une hémorrhagie cérébrale au niveau du point d'origine réelle de la sixième paire, une tumeur de la base du crâne, principalement une gomme syphilitique, un tubercule méningien, un anévrysme de la carotide interne au niveau du sinus caverneux.

Les causes périphériques, c'est-à-dire celles qui agissent à partir du moment où les nerfs ont pénétré dans l'orbite peuvent être des compressions dues à des tumeurs de l'orbite, principalement au niveau de la fente sphénoïdale où les nerfs sont déjà naturellement resserrés entre des parois osseuses inextensibles.

Mais une des paralysies les plus fréquentes des nerfs moteurs de l'œil est la paralysie *à frigore*, qui survient principalement lorsque l'on s'expose à un froid humide ou encore à des variations brusques de température.

Cette paralysie ne se manifeste pas toutes les fois que l'on se place dans des conditions favorables à son développement ; elle exige de la part du sujet une certaine disposition rhumatismale, se caractérisant par des douleurs musculaires disséminées. Aussi, appelle-t-on cette paralysie : paralysie rhumatismale.

Symptômes. — L'étude des symptômes de la paralysie de la sixième paire est de beaucoup celle qui est la plus facile. Ceci doit s'expliquer par ce fait que le nerf n'anime qu'un seul muscle, et que l'action isolée de ce muscle suffit à produire un des mouvements physiologiques de l'œil.

C'est pour cette raison que nous commençons par lui plutôt que par le nerf de la troisième paire, le premier dans l'ordre anatomique. Nous croyons, en effet, qu'il est préférable, pour faciliter l'étude d'une question assez compliquée, comme l'est celle qui nous occupe, de procéder du simple au composé.

Disons une fois pour toutes, avant de commencer, que nous considérons toujours l'œil gauche, afin de mieux fixer les idées et de nous faire comprendre plus facilement lorsqu'il s'agira de mouvements de latéralité exécutés dans un sens déterminé.

Si l'on examine la mobilité de l'œil atteint de paralysie complète de la sixième paire en promenant devant le malade et dans le plan horizontal un objet éclairé, comme la flamme d'une bougie, on constate que le globe ne pourra plus exécuter les mouvements produits par le droit externe, c'est-à-dire que *l'abduction de la cornée deviendra impossible*, et, quelque effort que fasse le malade, le seul résultat auquel il pourra atteindre sera de ramener dans la direction sagittale le globe préalablement mis en adduction sous l'influence du droit interne.

Lorsque la paralysie est incomplète, la cornée est portée, il est vrai, vers la tempe, mais elle reste constamment à une distance plus ou moins grande de la commissure. Cette distance est quelquefois très-faible et a besoin, pour être constatée, de l'examen comparatif de l'œil sain ou bien encore de l'emploi d'un verre dépoli au-devant de l'œil malade, ainsi qu'il a été dit dans les généralités.

On observe, en outre, que ce mouvement, quoique ayant lieu constamment dans le sens horizontal, ne peu se faire que par une série de saccades, indices de l'effort considérable qu'il faut déployer pour l'obtenir.

Il convient toutefois de remarquer que ce mouvement de latéralité incomplet peut être exécuté, même dans le cas de disparition totale de l'action du muscle droit externe.

On se rappelle, en effet, que l'oblique supérieur porte l'œil en bas et en dehors, tandis que l'oblique inférieur le porte en haut et en dehors. On comprend, par là, que l'action simultanée de ces deux muscles aura pour effet de produire le mouvement qui leur est commun, c'est-à-dire l'abduction, tandis que les mouvements propres à chacun d'eux ayant lieu en sens opposé s'annuleront réciproquement. C'est, en effet, ce qui a lieu dans quelques cas, quoi qu'en dise Wecker, qui prétend ne jamais avoir observé cette action. Ce mouvement d'abduction supplémentaire sera facile à reconnaître du mouvement semblable produit par le muscle incomplètement paralysé, ce qui ne pourra avoir lieu sans que l'œil exécute un mouvement rotatoire alternativement positif et négatif et en suivant une direction en zig zag. On comprend, en effet, que l'innervation des deux obliques n'étant pas la même, leur association étant contraire à l'habitude acquise, leurs contractions ne pourront se faire avec la simultanéité que l'on observe lors de l'association de deux muscles comme le grand oblique et le droit inférieur qui produisent un mouvement pour lequel ils se sont longtemps exercés ; l'on aura, dès lors, alternativement prédominance de l'action de chacun des muscles, c'est-à-dire mouvement de la cornée en haut et en bas de la ligne horizontale.

Mais l'abducteur est un des muscles qui servent aux mouvement en haut et en dehors, en bas et en dehors, on aura donc aussi une restriction de la mobilité dans ces deux directions.

Il est vrai que les obliques pourront, dans ce cas encore, venir suppléer jusqu'à un certain point l'action du droit externe, mais ce résultat, ainsi que nous l'avons longuement démontré dans la physiologie, ne peut s'effectuer qu'à la condition de s'accompagner d'une certaine torsion du globe, positive pour le mouvement en bas, négative pour le mouvement en haut.

Ajoutons, pour en terminer avec la restriction de la mobilité latérale, que, lorsqu'elle est assez prononcée, elle fait *loucher* le malade.

L'intensité de cette difformité varie suivant le degré de paralysie de l'adducteur, mais aussi et surtout par la position de la tête. On conçoit, en effet, que, lorsque le malade regardera un objet fortement porté vers la droite, son droit externe du côté malade n'agissant pas, on n'observera rien de particulier, mais la déviation en dedans commencera aussitôt que l'objet sera placé dans la direction sagittale, et augmentera rapidement lorsqu'il séra porté vers la gauche.

Le phénomène de *la fausse projection* que nous avons expliqué par l'accroissement d'effort que doit faire le malade pour contracter son muscle paralysé et le sentiment qui en résulte d'un mouvement beaucoup plus étendu qu'il n'est en réalité, se manifeste dans le cas particulier du côté de la gauche; c'est-à-dire, que si l'on ferme l'œil sain et que l'on engage le malade à saisir avec la main un objet placé vers sa tempe, il tendra à le saisir beaucoup plus à gauche qu'il n'est réellement.

Si maintenant l'on examine l'œil sain après l'avoir soustrait à la vision binoculaire, ainsi qu'il a été déjà dit plusieurs fois et qu'ensuite on engage le malade à fixer un objet placé à sa gauche, on observe du côté sain un strabisme interne plus ou moins prononcé, qui n'est autre chose que la *déviation secondaire* dont nous avons déjà fait connaître la pathogénie et indiqué le parti que l'on peut tirer de son existence pour le diagnostic de l'intensité d'une paralysie encore incomplète.

Cette déviation secondaire existera même dans les cas de vision binoculaire, en raison de l'énergie relativement plus grande de l'adducteur du côté gauche privé de son antagoniste.

C'est à ce défaut d'équilibre longtemps prolongé qu'il faut attribuer les *rétractions du droit interne* du côté paralysé, lorsque la paralysie aura duré un certain temps.

Nous arrivons enfin à la *diplopie*. Sans insister sur la manière de la rendre apparente à l'aide de prismes et de verres colorés lorsqu'elle est latente, ce point ayant été déjà traité, nous nous bornerons à faire remarquer que sa présence est le plus souvent inutile au diagnostic, en raison de la facilité avec laquelle on peut constater les symptômes précédents.

Ce symptôme fait toujours défaut, quelque complète que soit la paralysie, lorsque l'objet est placé vers la droite, ce qui tient à ce que, dans cette situation, le muscle paralysé étant inutile, les lignes de visée sont en concordance. Cette absence de diplopie dans la portion droite du champ visuel explique pourquoi *les malades tournent leur tête vers la gauche*, de façon à avoir constamment au-devant d'eux la partie droite de leur champ visuel conservé pour la vision binoculaire.

La diplopie commence à se manifester aussitôt que l'objet est placé sur la ligne médiane et s'accroît avec une rapidité surprenante lorsque l'on s'avance vers la gauche. Le degré de rapprochement ou d'éloignement de l'objet peut aussi avoir une certaine influence sur le degré de la diplopie. La vision de près exige, en effet, un effort de convergence pour lequel l'action du droit externe est moins utile.

Pour nous rendre compte du sens de la diplopie, il nous suffit de nous rappeler les déviations produites.

Nous verrons tout d'abord que le méridien horizontal du globe restant toujours le même, l'image rétinienne ne pourra être déviée ni en haut ni en bas. Mais il n'en sera plus de même latéralement. Le globe étant en strabisme interne, la ligne qui part de l'objet, viendra atteindre la rétine beaucoup plus en dedans qu'elle ne l'aurait fait si l'œil avait été porté en dehors. Or, nous avons avons vu, dans l'étude des conditions physiologiques de la vision binoculaire simple que, si un rayon umineux atteignait un élément rétinien situé vers la partie interne, nous reportions constamment sa position vers la partie externe.

Par suite, l'objet que regarde le malade *sera dévié à gauche, et les images seront homonymes*, c'est-à-dire que l'image perçue par l'œil gauche sera à gauche du malade, celle perçue par l'œil droit à droite

Ce que nous venons de dire s'applique surtout au cas où l'objet observé est placé dans le plan du méridien horizontal.

La diplopie apparaît un peu plus tard, lorsque les mouvements de droite à gauche que l'on fait exécuter à l'objet en observation se produisent au-dessus du plan horizontal; elle apparaît, au contraire, plus tôt lorsque ces mouvements se font au-dessous de la même ligne. En outre, dans les positions intermédiaires en haut et en dehors, on observe une légère différence dans la hauteur et dans l'inclinaison des images homonymes. Cette différence tient à l'action des obliques et s'expliquera lors de l'étude des paralysies propres à ces muscles.

Ces différences sont d'ailleurs de peu d'importance, et le plus souvent le malade ne peut en rendre un compte exact à l'observateur.

Lorsque la maladie dure déjà depuis un certain temps, le droit interne n'étant plus contrebalancé par l'action du droit externe, se rétracte plus ou moins.

Cette rétraction ayant pour effet d'attirer le globe de l'œil en dedans, c'est-à-dire d'exagérer la déviation résultant de la paralysie, on conçoit sans peine que le résultat clinique de ce trouble de l'équilibre de l'antagoniste sera de rendre plus manifestes les symptômes que nous venons de signaler. C'est ainsi que la diplopie en particulier se manifestera, même dans des cas où l'objet sera porté vers la droite.

Cette altération secondaire persiste encore quelque temps après la guérison de la paralysie, de telle sorte que le droit externe peut avoir repris ses fonctions, et la diplopie comme la déviation en dedans n'en persisteront pas moins. Seulement, dans ce cas, les symptômes sont ceux du strabisme concomitant et se reconnaissent, ainsi qu'il a été dit, à ce que les images doubles ne s'écartent pas, alors même que l'objet est porté à gauche vers le muscle paralysé.

Paralysie de la quatrième paire.

La quatrième paire n'animant que le muscle grand oblique, c'est de la paralysie de ce muscle qu'il va être question.

L'étiologie encore peu connue est la même que pour la paire précédente. Nous n'y insisterons donc pas.

Symptômes. — Pour étudier les troubles de mobilité qui résultent de la paralysie de ce muscle, il faut se rappeler qu'il ne produit isolément aucun des mouvements physiologiques de l'œil, mais qu'il contribue à effectuer tous les mouvements qui portent la cornée vers le bas. Le mouvement directement en bas est produit par son association avec le droit inférieur, celle en bas et en dehors par son association avec le droit inférieur et le droit externe, celle en bas et en dedans par son association avec le droit inférieur et le droit interne.

La première conséquence de ces conditions physiologiques sera un trouble peu sensible de la mobilité de la cornée, surtout lorsque la paralysie sera incomplète, les muscles associés pouvant parfaitement suppléer le muscle malade, si ce n'est pour contrebalancer le mouvement de torsion exécuté par le droit inférieur, mouvement de torsion qui ne peut être constaté par l'observateur que par l'étude de la diplopie.

Néanmoins, si, faisant l'examen comparatif des deux yeux, *on fait regarder au malade un objet lumineux porté directement en bas, on constate que l'œil malade reste un peu en retard* sur son congénère et que sa cornée est toujours un peu plus élevée que du côté sain.

Cette différence de niveau s'accentue encore davantage lorsque, l'objet étant porté vers la droite, au mouvement d'abaissement est venu s'ajouter un mouvement d'adduction, car c'est surtout dans ces circonstances que le grand oblique doit agir pour produire l'abaissement.

On conçoit, en effet, que la déviation de l'œil en dedans, rapprochant l'axe vertical du globe de l'axe de rotation des obliques, l'action de ces derniers doit être prépondérante sur celle des droits inférieur et supérieur. Aussi, lorsqu'on promène un objet de la partie externe vers la partie interne du globe, en décrivant une courbe à concavité supérieure, l'œil ne peut suivre l'objet que pendant la première partie de son trajet; dans la seconde moitié, on le voit passer directement de l'abaissement à l'adduction extrême, sans pouvoir, au préalable, occuper la position intermédiaire. Ces mouvements d'ailleurs, l'œil ne peut les effectuer qu'en sautillant comme cela a lieu pour les autres paralysies.

La déviation secondaire nous montre l'œil sain s'abaissant beaucoup plus que l'œil malade, lorsque l'on fait fixer à ce dernier un objet placé à la partie inférieure du champ visuel.

La fausse projection se montre vers la partie inférieure du champ visuel, principalement quand l'objet est tenu vers la droite ; le malade tend à porter sa main au-dessous et en dehors du point qu'il veut atteindre.

Le sentiment de vertige fait rarement défaut; il ne présente rien de particulier, si ce n'est cependant qu'il est très-gênant pour le malade. On comprend facilement qu'il doive en être ainsi, puisque, dans la marche, c'est précisément l'abaissement du regard qui nous est le plus utile. Quant à l'attitude du malade, elle est caractéristique : *il porte la tête en bas* autant que cela lui est possible, afin de ne pas être obligé de faire les mouvements destinés à porter son œil en bas.

C'est surtout pour la paralysie du grand oblique que la diploplie est de beaucoup le symptôme le plus important, et par sa constance et par les caractères spéciaux qu'elle présente.

La diplopie n'existe pas lorsque l'on dirige le regard en haut, les muscles abaisseurs, et, en particulier, le grand oblique, étant tout à fait inutiles pour produire ce mouvement.

Mais il n'en est plus de même lorsque l'on porte le regard en bas, ce qui est le cas le plus fréquent pour les divers usages de la vie.

Dans ces circonstances, en effet, *l'œil s'abaissant en quantité insuffisante, l'image de l'objet observé vient se peindre sur un point plus élevé qu'il ne devrait l'être à l'état normal et paraît placé au-dessous de celui qui est aperçu par l'œil sain.* L'éloignement des deux images dans ce sens est d'autant plus marquée que l'on est obligé d'abaisser davantage la cornée.

Mais ce n'est pas tout. La cornée étant généralement en adduction, *les images sont homonymes* et, de plus, l'action non contrebalancée du droit inférieur ayant produit une torsion négative du globe, c'est-à-dire une déviation vers la tempe, de la partie supérieure de son méridien vertical, il en résultera une légère obliquité en raison de laquelle les *images doubles d'un objet vertical convergent vers la partie supérieure et divergent vers l'inférieure.*

Cette déviation, comme les précédentes, s'explique par la position vicieuse occupée par l'image rétinienne. Ses parties inférieures, en effet, se peignant dans la partie supérieure du plan rétinien plus en dedans qu'il n'est nécessaire, sont perçues déviées en dehors. Ses parties supérieures, au contraire, se peignant dans la partie inférieure du plan rétinien plus en dehors, sont perçues déviées en dedans.

La ligne qui marque la limite entre les parties du champ visuel dans lesquelles la vision est simple et celles dans lesquelles la vision est binoculaire, ne suit pas exactement la direction du méridien horizontal du globe; elle est oblique en bas et en dehors. Il en résulte que la diplopie apparaît plus rapidement lorsque l'on porte de haut en bas un objet lumineux situé vers la droite que lorsque l'on fait cette expérience, l'objet étant porté à gauche.

Ce phénomène résulte de ce que nous avons dit au sujet de la plus grande difficulté qu'il y a pour le malade à mouvoir son œil dans le quart inféro-interne de l'œil, et il explique pourquoi c'est dans cette position que l'écartement en hauteur des images est le plus considérable.

Quant à l'obliquité de ces mêmes images elle est, au contraire, diminuée dans cette même position en bas et en dedans, puisque l'action du droit inférieur étant presque nulle, le mouvement du globe est beaucoup moindre.

Un autre symptôme constaté par de Graefe est le

rapprochement apparent de l'image correspondant au côté malade. Ce phénomène est encore imparfaitement connu. La meilleure explication qui puisse en être donnée est celle qui a été donnée par Forster. Nos yeux, pour cet auteur, étant habitués à considérer comme plus rapprochés de nous les objets qui se peignent au-dessus de la macula, l'image du côté malade qui se peint plus haut qu'elle ne le devrait normalement nous paraît moins éloignée que celle du côté sain.

Lorsque la maladie dure depuis un certain temps, le petit oblique, privé de son antagoniste, se rétracte et les effets de cette rétraction qui viennent s'ajouter à ceux de la paralysie sont les suivants :

Les déviations du globe s'observent même lorsque le regard est porté en haut, le relâchement du petit oblique nécessaire pour permettre ce mouvement étant beaucoup plus difficile du côté malade que du côté sain.

De même, il y a de la diplopie dans la partie supérieure du champ visuel, mais cette diplopie ne ressemble nullement à celle que nous avons signalée à la partie inférieure. Le petit oblique, en effet, produisant une certaine abduction en haut de la cornée, les images seront croisées et, de plus, le mouvement de torsion produit dans ces conditions étant négatif, comme celui des droits inférieurs que nous avons vu être cause de l'obliquité des images dans la paralysie pure, cette obliquité n'aura pas changé de sens, c'est-à-dire que les extrémités supérieures des images convergent, les inférieures divergent.

Le diagnostic de cette paralysie sera fait à la suite de l'histoire de la paralysie du droit inférieur, seul muscle dont les troubles de mobilité puissent être confondus avec ceux du grand oblique.

Paralysie de la troisième paire.

La troisième paire anime, quatre des muscles propres de l'œil, le releveur de la paupière supérieure, et va animer, dans l'immense majorité des cas, le muscle ciliaire et les fibres circulaires de l'iris, après avoir traversé le ganglion ophthalmique.

Les symptômes, on le conçoit, seront de beaucoup plus complexes que dans les cas précédents, mais la paralysie pouvant rester bornée à une ou plusieurs des branches du nerf, la question pourra être simplifiée par l'étude des paralysies de chacun des muscles.

Nous nous débarrasserons d'abord de la paralysie du releveur de la paupière supérieure, paralysie dont les symptômes s'expliquent avec assez de facilité pour être devinés *à priori*. On observe du côté malade une chute de la paupière supérieure qui ne laisse plus à la fente palpébrale qu'une ouverture insuffisante que le malade s'efforce d'agrandir par la contraction de son muscle sourcilier et de son muscle frontal. Lorsque le releveur, n'est qu'imparfaitement paralysé, il est à remarquer que la paupière malade le relève avec une plus grande facilité, alors que, l'œil sain étant fermé, tous les efforts du malade sont concentrés du côté opposé.

La paralysie des branches ciliaires émanées de la troisième paire, a pour conséquence la mydriase, c'est-à-dire une dilation considérable de la pupille et en même temps, son immobilité absolue sous l'influence des excitants ordinaires, c'est-à-dire une lumière vive ou la fixation d'un objet rapproché.

En outre, la vue sera troublée lorsque l'on regardera des objets fortement éclairés, surtout s'ils sont rapprochés.

Il ne faudra pas oublier que ce symptôme, pris isolément, n'est pas un indice certain de la paralysie de la troisième paire. L'état d'équilibre normal de la pupille n'est pas, en effet, sous l'influence exclusive des fibres circulaires. Il résulte encore de l'intégrité des fibres radiées, animées par le grand sympathique. La mydriase pourra être due à une contraction spasmodique des fibres radiées sous l'influence d'une surexcitation du système grand sympathique. Il n'existe aucun moyen de distinguer directement ces deux formes de mydriase dues l'une à un défaut, l'autre à un excès dans l'innervation, mais l'erreur sera facilement évitée par l'examen des phénomènes concomitants. La paralysie des nerfs ciliaires destinés aux fibres circulaires est rarement isolée et ne peut avoir lieu que dans les cas où leur défaut d'action est lié à une altération rétinienne dont l'excitation détermine, comme on le sait, par action réflexe, les mouvements pupillaires.

Il y aura donc toujours un autre des muscles innervés par la troisième paire qui participera plus ou moins à l'altération.

On arrivera donc facilement au diagnostic en recherchant avec attention ceux des symptômes que nous examinerons tout à l'heure.

La mydriase n'est pas un phénomène constant même

dans la paralysie complète de la troisième paire. L'anatomie nous rend parfaitement compte de cette anomalie apparente en nous enseignant que les nerfs ciliaires proviennent parfois de la sixième paire. La paralysie de l'accommodation détermine de la presbytie, symptôme très-important sur lequel nous reviendrons plus tard et, en même temps, une image entoptique de la pupille, par suite de la diffusion des rayons lumineux.

Paralysie du droit interne.

Les symptômes de cette paralysie sont analogues à ceux de la paralysie du droit externe, mais ont lieu en sens inverse.

Si l'on examine la mobilité de l'œil, on constate, lorsque la paralysie est complète, que *l'adduction de la cornée est devenue impossible* dès que la ligne visuelle est directement dirigée en avant. Si la paralysie est incomplète, ce mouvement est possible dans une certaine mesure, et quelquefois même le défaut de mobilité ne peut être apprécié que par une comparaison exacte avec ce qui se passe du côté de l'œil sain. Comme pour les autres paralysies, ce mouvement est saccadé, surtout si les efforts du malade durent depuis un certain temps.

Cependant, même dans le cas où la paralysie est complète, il peut se produire, sous l'influence des droits supérieur et inférieur, une action adductive analogue à celle que nous avons vue se produire dans la paralysie du droit externe sous l'influence des obliques. Il convient de remarquer toutefois que cette action des droits supérieur et inférieur sur l'adduction est beaucoup moindre que celle des obliques sur l'abduction. Elle s'accompagnera aussi d'un mouvement en zig-zag du globe, qui permettra de la distinguer de l'adduction produite pour le droit interne complètement paralysé. Quant aux mouvements en haut et en dedans, en bas et en dedans, dans lesquels nous savons que le droit interne doit intervenir, ils se produisent d'une façon contraire aux lois physiologiques, et encore dans une certaine étendue seulement.

On se rappelle, en effet, que la contraction du droit supérieur s'accompagne d'un léger mouvement en haut et en dedans, tandis que celle du droit inférieur s'accompagne d'un mouvement en bas et en dedans, mais en même temps l'œil subit une torsion positive dans le premier cas, négative dans le second.

Lorsque la paralysie est très-prononcée, elle s'accompagne de *strabisme externe* dont l'intensité diminue si le malade regarde vers la gauche, ce qui place son droit interne dans le relâchement. La fausse projection aura lieu vers la droite, le mouvement produit par le malade dans ce sens étant toujours moindre que celui qui correspondrait, en temps normal, aux efforts qu'il fait. *La déviation secondaire de l'œil sain se fait à droite*, le droit externe du côté sain étant le muscle associé du droit interne paralysé.

La diplopie fait totalement défaut dans la partie gauche du champ visuel binoculaire, ce qui explique pourquoi la *tête du malade est toujours portée à droite*, afin d'avoir au-devant de lui la portion normale de son champ visuel; mais la diplopie apparaît aussitôt que l'on porte l'objet vers la droite, augmentant très-rapidement d'intensité à mesure que ce mouvement s'accentue davantage.

Les *images sont croisées*, ce qui s'explique par ce fait que le retard apporté dans la rotation de l'œil malade vers la droite oblige l'image à se peindre sur la rétine plus en dehors que cela devrait être. Nous avons expliqué dans les généralités comment une pareille anomalie devait avoir pour résultat de nous donner la sensation d'une image déviée en dedans, c'est-à-dire à droite de l'image vraie perçue par l'œil sain.

Dans la position intermédiaire en haut et à droite, en bas et en droite, on observe une très-légère différence de hauteur et une faible inclinaison des images double, due à l'action des droits supérieur et inférieur et qui sera expliquée à propos de chacun d'eux. Nous avons observé un phénomène semblable dans la paralysie du droit externe; seulement nous avons dit qu'il provenait des obliques.

Lorsque la maladie dure depuis un certain temps, le droit externe se rétracte et, de la sorte, exagère la déviation produite par la paralysie. En même temps la diplopie, au lieu de ne commencer qu'au moment où l'objet placé sur la ligne médiane est porté vers la droite, se montrera même dans la moitié gauche du champ visuel. Si la rétraction persiste après la guérison de la paralysie, le malade reste atteint de strabisme divergent.

Paralysie du droit inférieur.

La paralysie isolée de ce muscle, comme, du reste, cela a lieu pour toutes celles qui nous restent à étudier, est chose très-rare, quoique cependant possible.

Le droit inférieur, bien que ne produisant par lui-même aucun des mouvements physiologiques de l'œil, contribue à l'exécution de tous ceux qui ont pour résultat l'abaissement de la cornée. Il ressemble en cela à l'oblique supérieur, dont la paralysie a été déjà étudiée. En conséquence, les symptômes présentés par ces deux maladies offrent des caractères communs et des caractères propres.

La cornée ne pourra être abaissée que faiblement au dessous de l'horizontale à l'aide de mouvements saccadés et fréquemment interrompus. Encore est-il que cela ne pourra avoir lieu d'après les lois physiologiques. Les muscles qui entreront en action seront le droit interne associé à l'oblique supérieur, ce dernier produisant simultanément son mouvement de torsion positif, que le droit inférieur est destiné à contrebalancer à l'état normal.

La *différence de niveau* que l'on observe entre les deux cornées, lorsque l'on procède à l'examen de la mobilité, *diminue dans une certaine proportion lorsque l'objet est porté à droite*, parce que, ainsi qu'il a été dit à propos de la paralysie de la quatrième paire, dans de semblables conditions, l'intervention du muscle oblique pour l'abaissement du regard est plus importante que celle du droit inférieur.

La déviation secondaire nous montre l'œil sain s'abaissant beaucoup plus que l'œil malade lorsque l'on fait fixer à ce dernier un objet placé à la partie inférieure du champ visuel.

La projection erronée est dirigée en bas, les efforts que fait le malade pour regarder en bas étant disproportionnés avec l'abaissement de l'axe visuel qu'il lui est possible d'obtenir.

Le vertige qui en résulte est très-prononcé. Nous avons vu quelle en est la cause lorsque nous avons parlé de la paralysie de la quatrième paire.

La diplopie commence à se manifester dès que l'œil a atteint la limite que nous avons indiquée pour les déviations.

Il arrive, en effet, lorsque l'on abaisse au-dessous de l'horizontale un objet placé en face du malade, que par suite du retard éprouvé dans l'abaissement de l'œil, l'image vient se peindre sur la rétine en un point situé au-dessus de la position qu'elle devrait occuper. L'objet observé paraîtra donc *situé au-dessous de celui perçu par l'œil sain*. Ce sens de la diplopie est le même que dans la paralysie du grand oblique.

Mais la déviation en hauteur n'est pas la seule observée. On constate, en effet, quela cornée étant en abduction par suite de la prépondérance du grand oblique, *les images sont croisées*, contrairement à ce qui a lieu dans la paralysie du grand oblique. En outre, le mouvement de torsion positif du globe que le muscle droit paralysé ne contrebalance plus produit une légère obliquité des images verticales qui *convergent vers leur partie supérieure et divergent vers leur partie inférieure*. Nous avons vu qu'il en était de même pour la paralysie du grand oblique ; mais il convient de remarquer que cette ressemblance dans l'obliquité des images n'est qu'apparente et résulte de leur croisement. On conçoit, en effet, que la déviation en dedans de l'extrémité supérieure d'une ligne verticale la fait converger vers une ligne fixe située à sa droite, et qu'il en est de même pour la déviation en dehors de cette même extrémité lorsque la ligne fixe est à sa gauche.

Les caractères de cette diplopie se modifient lorsque l'objet considéré est porté vers la droite ou vers la gauche. Ces variations ont lieu en sens inverse de celles que nous avons vues dans les mêmes conditions lors de la paralysie de l'oblique supérieur. C'est-à-dire que l'écartement des images en hauteur augmente lorsque l'on porte l'objet vers la gauche, cette position étant celle pour laquelle la plus grande action du droit inférieur paralysé serait nécessaire.

La convergence des parties supérieures de l'objet augmente au contraire lorsque l'objet est porté vers la droite, en raison de l'action prépondérante du grand oblique dans cette direction. Notons enfin que l'image de l'œil gauche paraît être la plus rapprochée du malade. Ce phénomène doit être expliqué de la même manière que dans les cas de paralysie de la quatrième paire.

Lorsque la maladie a duré un certain temps, on observe, comme dans les autres paralysies, une contracture de l'antagoniste du droit supérieur.

Les résultats de cette contracture sont une restriction plus manifeste de la mobilité du globe vers les parties inférieures. De même, il y a de la diplopie dans la partie supérieure du champ visuel, et cette diplopie n'offre pas tous les caractères de celle que nous venons d'étudier.

L'image de l'œil gauche se trouve, il est vrai, au-dessous de celle de l'œil droit, et paraît croisée avec elle, mais l'obliquité due au mouvement de torsion, est inverse de celle de la partie inférieure. Nous croyons inutile de revenir sur l'explication de ce phénomène que nous avons déjà si souvent rencontré ; il nous suffira de rappeler qu'il dépend de ce que le mouvement de torsion produit par le droit supérieur est positif, tandis que ce même mouvement produit par le droit inférieur est négatif.

Si, maintenant, nous comparons les paralysies du droit inférieur et de l'oblique supérieur afin d'en établir le diagnostic, nous voyons que la restriction de la mobilité sensiblement la même pour les deux cas, lorsque l'objet lumineux est porté directement en bas, augmente dans la position à droite, pour l'oblique supérieur, et dans la position à gauche, pour le droit inférieur.

La diplopie se caractérise, il est vrai, dans les deux cas, par un abaissement de l'image du côté gauche, mais cet abaissement, comme la restriction de mobilité, augmente à droite et disparaît à gauche pour la paralysie du droit inférieur.

En outre, les images, homonymes dans le cas de paralysie de l'oblique, sont croisées lorsque c'est le droit qui est malade.

Quant à la convergence, nous avons vu qu'elle se produisait toujours à la partie supérieure du champ visuel, mais que cependant le phénomène n'était pas identique dans les deux cas.

Paralysie du droit supérieur.

Le droit supérieur contribue, comme on le sait, avec l'oblique inférieur, à l'exécution de tous les mouvements qui ont pour résultat l'élévation de la cornée.

Si le malade regarde un objet que l'on élève progressivement, on constate que la ligne visuelle ne dépasse la direction horizontale que d'une petite quantité, et cela à l'aide de mouvements saccadés qui sont contraires aux lois de la physiologie.

Ces mouvements sont produits par l'association du droit interne et de l'oblique inférieur, ce dernier produisant simultanément son mouvement de torsion négatif, que le droit supérieur est destiné à contrebalancer à l'état normal.

La différence de niveau que l'on observe entre les deux cornées diminue dans une certaine proportion, et même peut disparaître tout à fait lorsque l'objet est porté en haut et en dedans, parce que dans cette position, le mouvement d'élévation est produit normalement, surtout par l'oblique inférieur.

La déviation secondaire nous montre l'œil sain s'élevant beaucoup plus que l'œil malade lorsque l'on fait fixer à ce dernier un objet placé à la partie supérieure du champ visuel.

La fausse projection est dirigée en haut, les efforts que fait le malade pour regarder dans cette direction étant disproportionnés avec l'élévation de l'axe visuel qu'il lui est possible d'obtenir.

Le vertige existe dans le regard vers les objets élevés,

mais il ne gêne que fort peu le malade, puisqu'il fait défaut pendant la progression.

La diplopie commence aux mêmes points que la déviation.

Il arrive, en effet, lorsque l'on dirige de bas en haut un objet placé en face du malade, que, par suite du retard éprouvé dans l'élévation de la cornée, l'image vient se peindre sur la rétine en un point situé au-dessous de la position qu'elle devrait occuper. L'objet observé paraîtra donc situé *au-dessus du point dans lequel l'aperçoit l'œil sain.*

En outre, l'oblique inférieur, amenant un certain degré de divergence, les images sont croisées.

Quant à l'obliquité, elle résulte du mouvement de torsion négatif exécuté par l'oblique inférieur; elle sera donc accompagnée d'une déviation vers la droite de la partie supérieure des images du côté gauche. Ce phénomène, joint au croisement des objets, nous indique suffisamment que ces objets divergent par leur partie supérieure, convergent par leur partie inférieure. On nous pardonnera donc de ne pas entrer dans de plus grands détails à ce sujet, l'explication de ces symptômes ayant été déjà plusieurs fois donnée.

Les caractères de la diplopie se modifient lorsque l'objet est porté en haut et à droite, ou en haut et à gauche.

Dans le premier cas, l'oblique inférieur, agissant à peu près seul, la différence de hauteur diminue, mais en même temps l'obliquité augmente. Dans le second, au contraire, la différence de hauteur augmente, mais l'obliquité diminue.

L'image de l'œil gauche paraît être plus rapprochée du malade par les raisons déjà données.

Lorsque la maladie a duré un certain temps, on observe une contracture du droit inférieur. Il en résulte une plus grande restriction de la mobilité du globe vers les parties supérieures ; de même de la diplopie dans la partie inférieure du champ visuel, et cette diplopie offre des caractères propres.

L'image de l'œil gauche reste au-dessus de celle de l'œil droit, mais l'obliquité due au mouvement de torsion est inverse de celle de la partie inférieure.

Le diagnostic de cette paralysie sera fait à la suite de l'histoire de la paralysie de l'oblique inférieur, seul muscle dont les troubles de mobilité puissent être confondus avec ceux du droit supérieur.

Paralysie de l'oblique inférieur.

L'oblique inférieur, contribuant avec le précédent à effectuer les mouvements d'élévation du globe, sa paralysie amènera un défaut de mobilité relativement restreint de l'œil vers la partie supérieure du globe, cette restriction étant plus considérable à droite qu'à gauche, parce que c'est dans cette position que l'action du muscle est la plus efficace.

Le mouvement s'effectuera d'une manière saccadée.

La déviation secondaire nous montre l'œil sain s'élévant beaucoup plus que l'œil malade lorsque l'on fait fixer à ce dernier un objet placé à la partie supérieure du champ visuel.

La fausse projection se montre vers la partie supérieure et droite du champ visuel.

Le vertige présente les mêmes caractères que dans les cas de paralysie du droit supérieur.

Lorsque l'on fait regarder au malade un objet placé au devant de lui, l'image du côté gauche est située plus haut que celle du côté droit. L'écartement en hauteur s'accompagne d'un *écartement homonyme*, dû à une légère adduction du globe.

Le mouvement de torsion du droit supérieur non contrebalancé étant positif, l'inclinaison de la partie supérieure de l'image a lieu vers la gauche, et les deux images *divergent par le haut*, *convergent par le bas.*

Lorsque l'objet est présenté au regard en haut et à droite, la différence de hauteur augmente, tandis que l'inclinaison, ainsi que l'écartement latéral, tendent à disparaître. Vers la gauche, c'est l'inverse qui se produit.

L'image gauche paraît aussi plus rapprochée du malade; enfin il marche la tête élevée, afin d'avoir constamment devant lui la partie inférieure de son champ visuel.

Lorsque cette paralysie s'accompagne de contracture de l'oblique supérieur, les phénomènes sont plus accentués et se montrent même vers la partie inférieure du champ visuel. Seulement la diplopie présentera ce caractère spécial, c'est que le mouvement de torsion du grand oblique étant positif, les images convergeront vers leur partie supérieure.

Si maintenant nous comparons les paralysies du droit supérieur et de l'oblique inférieur, afin d'en établir le diagnostic, nous voyons que la restriction de la mobilité, sensiblement la même dans les deux cas, lorsque l'objet lumineux est porté directement en haut, augmente dans la position à droite lorsque c'est l'oblique qui est paralysé, diminue au contraire lorsque c'est le droit supérieur. C'est l'inverse qui se produit quand on porte l'objet vers la gauche.

La diplopie se caractérise dans les deux cas par une élevation de l'image du côté gauche, mais cette élévation, comme la restriction de la mobilité, diminue à droite et augmente à gauche lorsque c'est le droit qui est paralysé, augmente à droite et disparaît à gauche lorsque c'est l'oblique.

Les images homonymes, lorsque c'est le droit qui est paralysé, sont croisées si c'est l'oblique.

Quant à l'obliquité de la partie supérieure de l'image se produisant vers la gauche, dans les paralysies de l'oblique, elle a lieu vers la droite dans les paralysies du droit inférieur.

Paris. — A. PARENT, imprimeur de la Faculté de Médecine, rue M.-le-Prince, 29-31.

www.ingramcontent.com/pod-product-compliance
Ingram Content Group UK Ltd.
Pitfield, Milton Keynes, MK11 3LW, UK
UKHW020430230726
13925UKWH00004B/1682

9 782014 078022